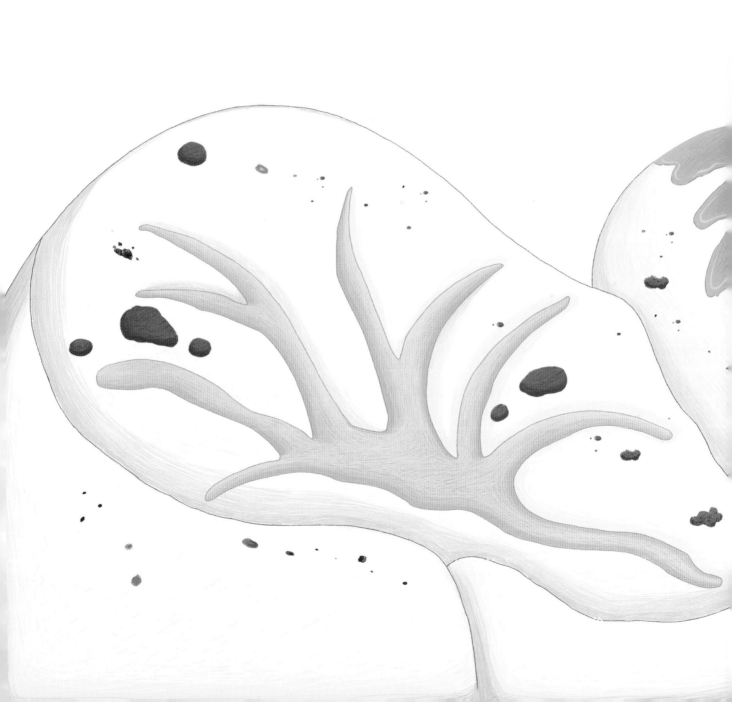

神秘的
牙齿大峡谷

台保军　蒋楚剑 / 主编　余静静 / 著　一超惊人文化 / 绘

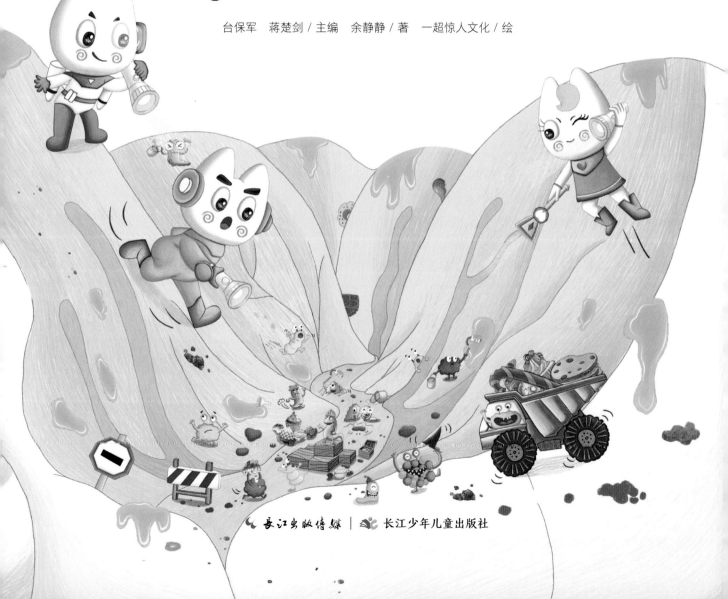

长江出版传媒 ｜ 长江少年儿童出版社

图书在版编目（CIP）数据

神秘的牙齿大峡谷 / 台保军，蒋楚剑主编 ；余静静
著． 一 武汉 ：长江少年儿童出版社，2022.6
（牙牙精灵健康科普绘本）
ISBN 978-7-5721-2484-6

Ⅰ．①神… Ⅱ．①台…②蒋…③余… Ⅲ．①口腔一
保健一儿童读物 Ⅳ．①R780.1-49

中国版本图书馆CIP数据核字(2022)第051566号

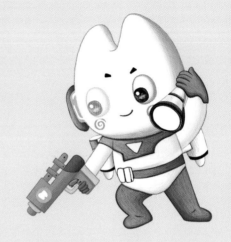

SHENMI DE YACHI DA XIAGU

神秘的牙齿大峡谷

出品人：何龙　**总策划：**何少华　傅篪　**执行策划：**罗曼

责任编辑：罗曼　陶正英　**责任校对：**邓晓素

装帧设计：一超惊人文化

出版发行：长江少年儿童出版社　**业务电话：**027-87679199

督印：邱刚　**印刷：**湖北恒泰印务有限公司

经销：新华书店湖北发行所　**版次：**2022年6月第1版　**印次：**2022年6月第1次印刷

书号：978-7-5721-2484-6

开本：787毫米×1260毫米　1 / 20　**印张：**2　**定价：**35.00元

院 士 寄 语

　　口腔健康是全身健康的重要组成部分，口腔疾病会直接或间接地影响儿童的身心健康。党和政府十分重视儿童的健康，国务院发布的《中国儿童发展纲要（2021—2030年）》特别强调了"儿童与健康"。《牙牙精灵健康科普绘本》的出版恰逢其时。

　　由武汉大学台保军教授带领的科普专家团队，在口腔健康科普领域辛勤耕耘多年，硕果累累，《牙牙精灵战队》动画片就是其重要成果之一。这套历时3年，以动画片内容为基础，精心创作、反复打磨的儿童口腔健康科普绘本，是为中国儿童量身打造的全方位护牙攻略。它以生动有趣的儿童语言，活泼可爱的漫画形象，让家长和孩子在趣味阅读中共同学习儿童口腔保健知识，自觉维护口腔健康。"上医治未病"，这正是作者团队身为一线口腔医生的理想与追求。

張志願

中国工程院院士

遇到口腔问题，请呼叫牙牙精灵战队

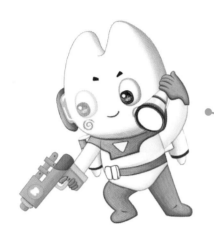

牙牙队长

牙牙精灵战队队长，帅气机智，无论遇到什么口腔问题，他总能带领战队队员成功化解。高压水枪是他的战斗法宝，具有多种模式和功能，既能发射强力波，又能发射激光。

壮牙牙

牙牙精灵战队成员，热爱运动，身强体壮，与细菌作战毫不畏惧，但偶尔有些冒失。他车技一流，能驾驶多种车辆；身怀"强力回旋踢"等独门绝技。

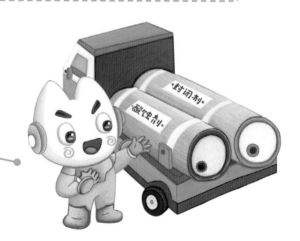

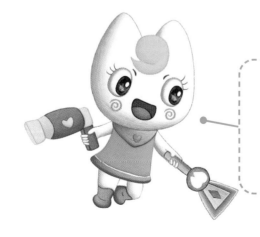

美牙牙

牙牙精灵战队成员，聪明可爱，有一点臭美。美牙棒是她的秘密武器，美牙棒既能散发具有安抚作用的柔光，又能散发具有破坏力的强冷光。

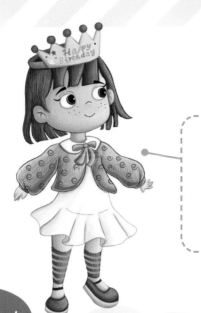

豆豆

6 岁女孩，正开心地和朋友们庆祝生日，却发现有东西粘在牙齿上，抠不下来，只好向牙牙精灵战队求助。

细菌家族

以食物残渣为食，快乐地生活在牙齿没刷干净的小朋友的口腔里。他们经常调皮捣蛋，制造酸水等腐蚀性物质，破坏小朋友的牙齿。遇到危险时，会躲藏在牙刷刷不到的窝沟里。

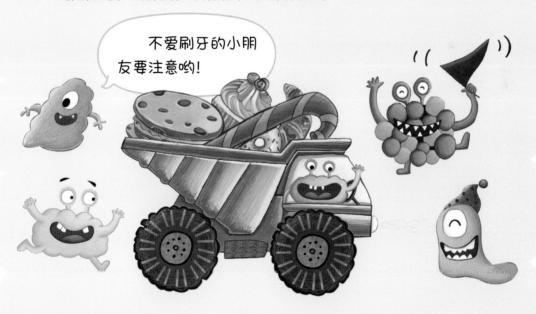

不爱刷牙的小朋友要注意哟!

豆豆的 6 岁生日派对真热闹。大家开心地吃蛋糕，喝果汁。
忽然豆豆觉得有东西粘在牙齿上，抠不下来。

妈妈让豆豆张大嘴，只见她的牙齿表面有好多食物残渣，还有一些白色斑块。妈妈十分担心，紧急呼叫牙牙精灵们。

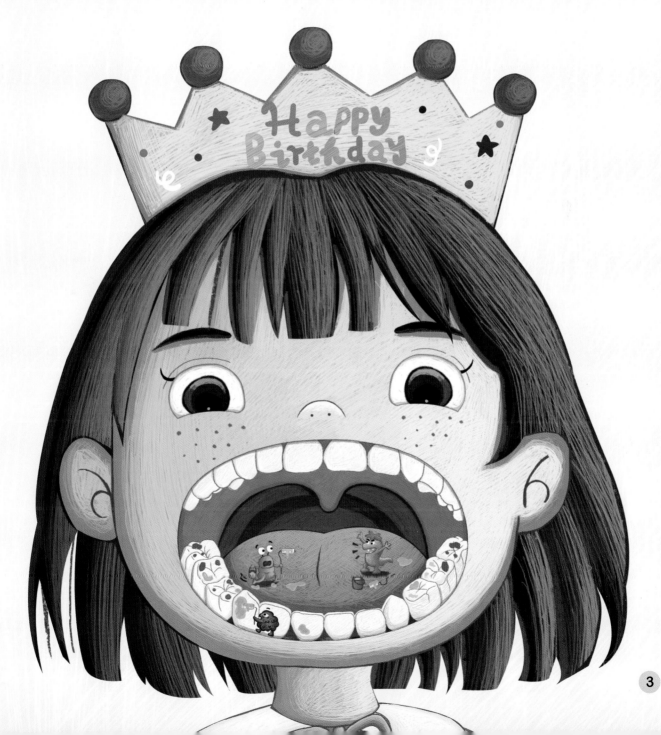

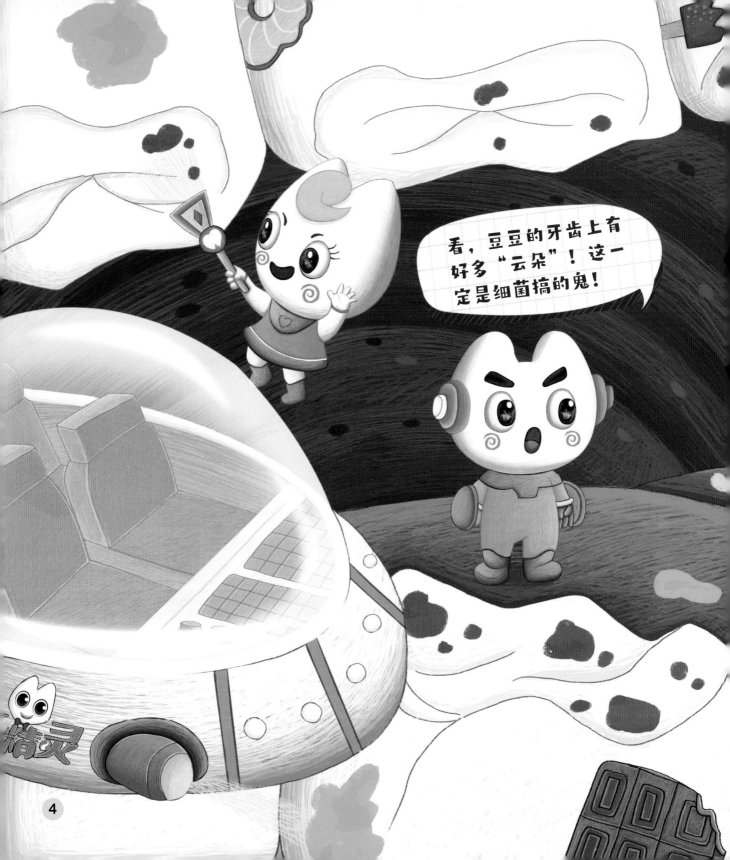

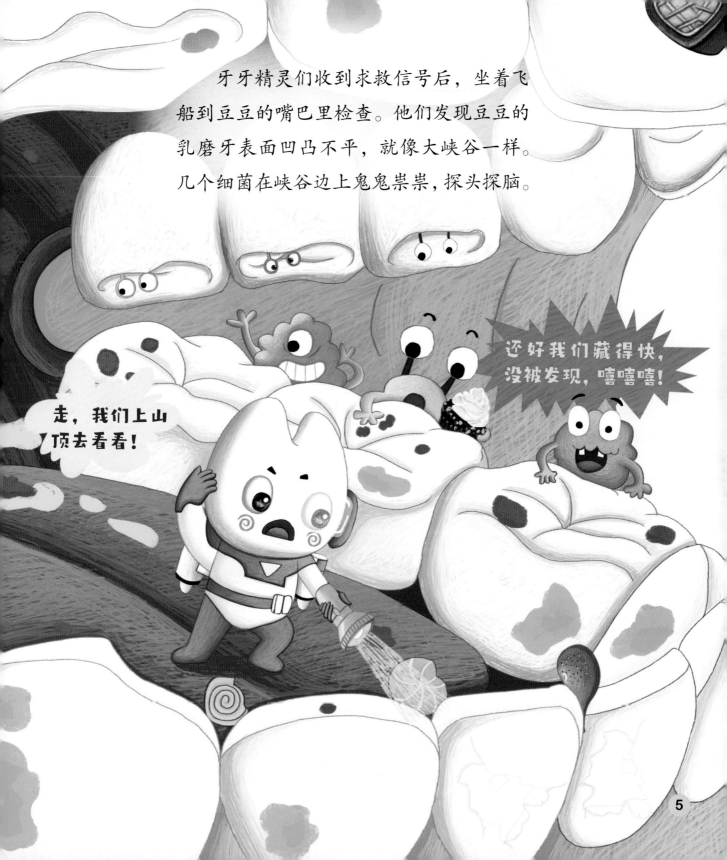

牙牙精灵们收到求救信号后,坐着飞船到豆豆的嘴巴里检查。他们发现豆豆的乳磨牙表面凹凸不平,就像大峡谷一样。几个细菌在峡谷边上鬼鬼祟祟,探头探脑。

走,我们上山顶去看看!

还好我们藏得快,没被发现,嘻嘻嘻!

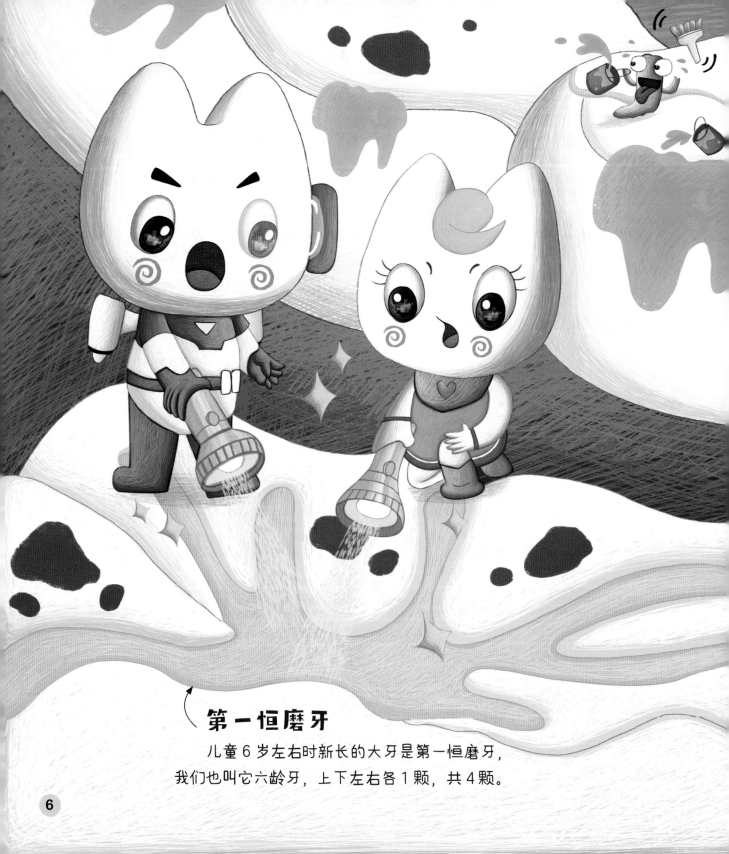

第一恒磨牙

儿童 6 岁左右时新长的大牙是第一恒磨牙，
我们也叫它六龄牙，上下左右各 1 颗，共 4 颗。

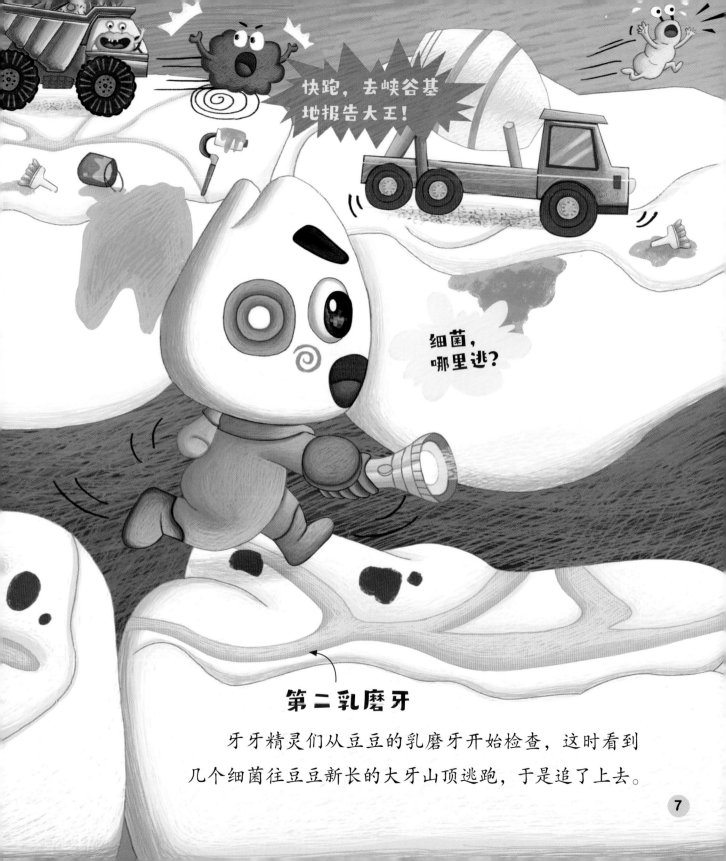

第二乳磨牙

牙牙精灵们从豆豆的乳磨牙开始检查，这时看到几个细菌往豆豆新长的大牙山顶逃跑，于是追了上去。

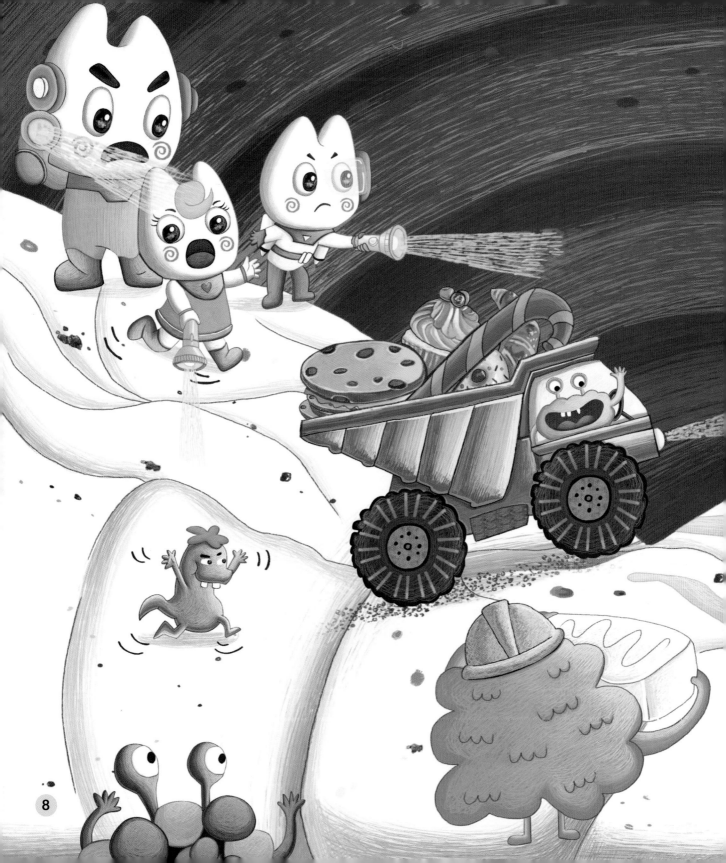

追着追着，细菌们竟然玩起了躲
猫猫。上一秒还看到他们在大牙山上
搬运食物，下一秒却不见了踪影。

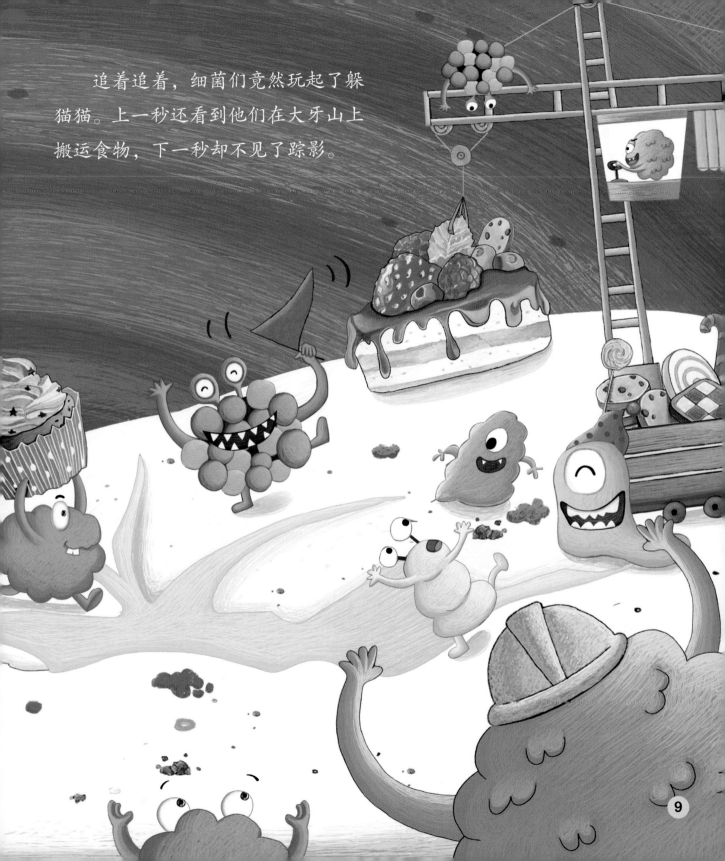

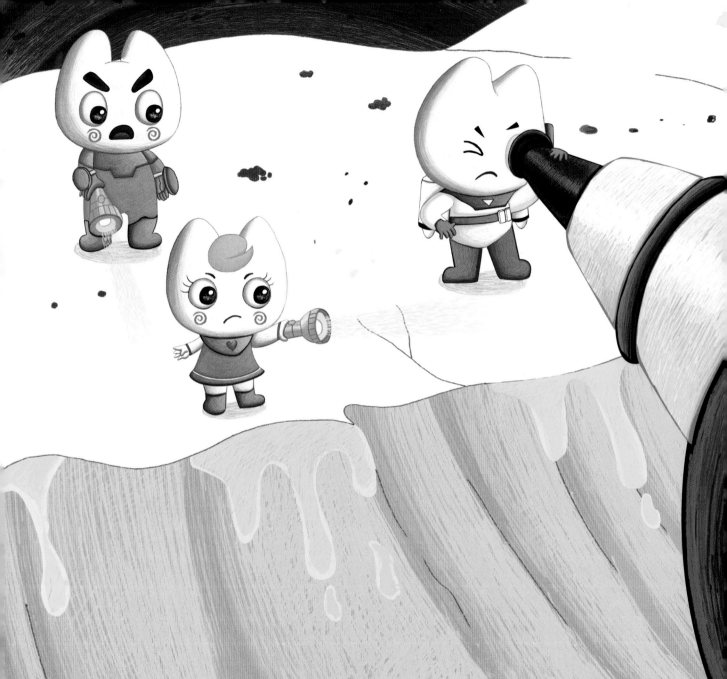

　　牙牙队长用望远镜观察，发现了一条更深的峡谷：金黄的果汁瀑布倾泻而下，原先那几个细菌正踩着软梯逃往峡谷深处，还有一些细菌忙着整理收集来的食物，峡谷里乱成一团。

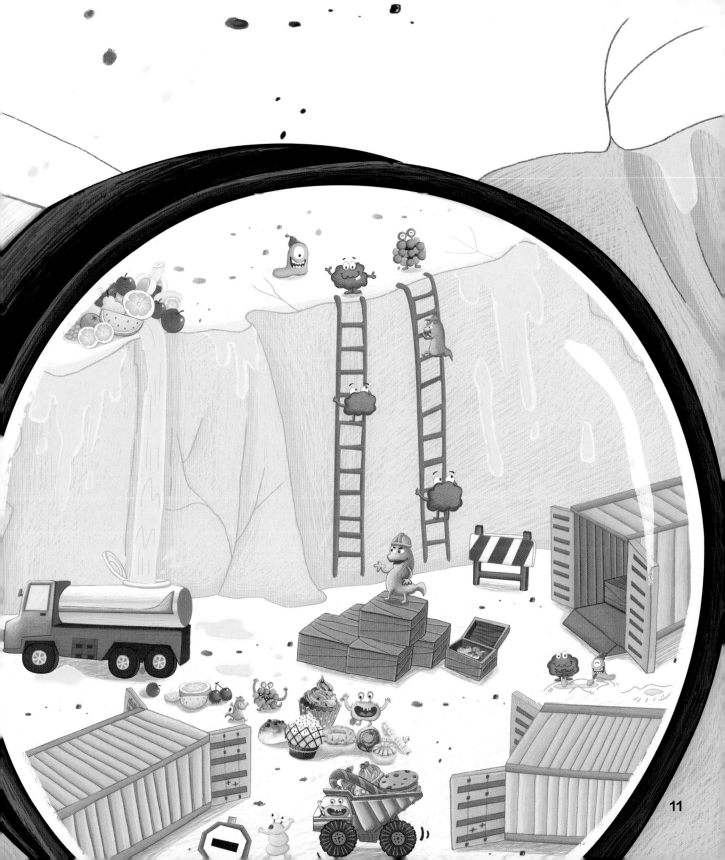

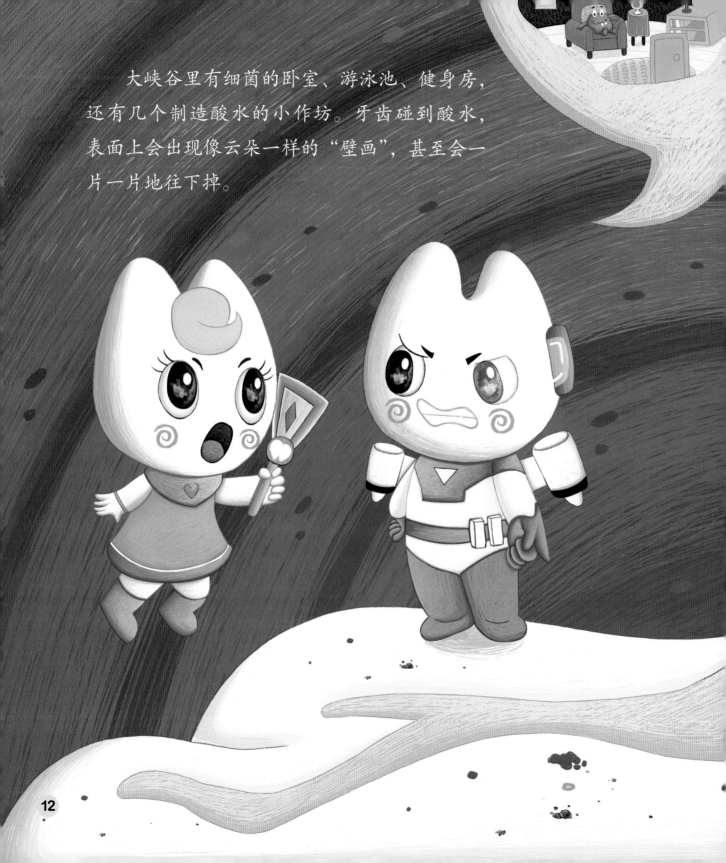

大峡谷里有细菌的卧室、游泳池、健身房，还有几个制造酸水的小作坊。牙齿碰到酸水，表面上会出现像云朵一样的"壁画"，甚至会一片一片地往下掉。

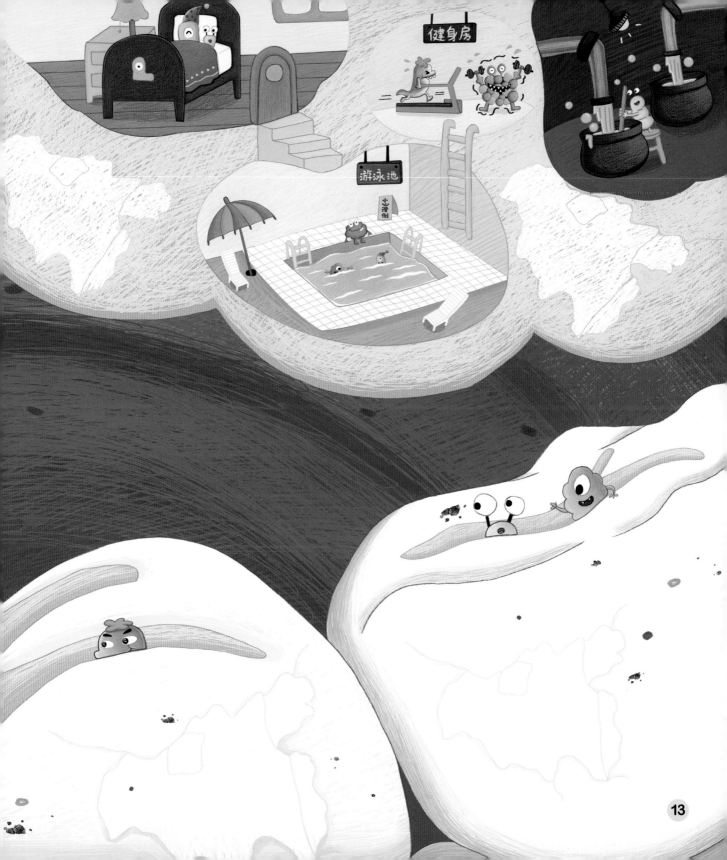

健身房

游泳池

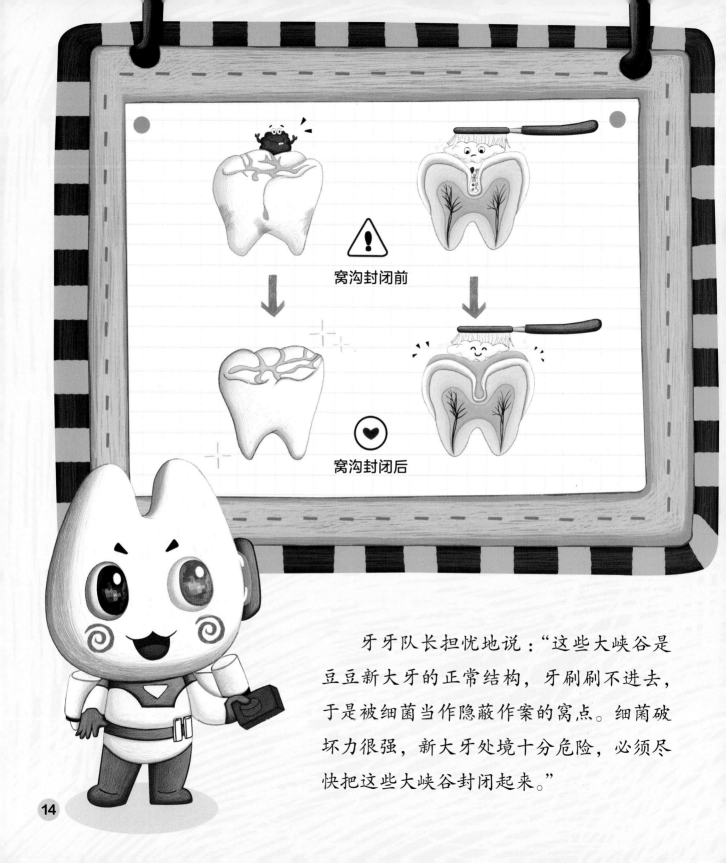

窝沟封闭前

窝沟封闭后

牙牙队长担忧地说："这些大峡谷是豆豆新大牙的正常结构，牙刷刷不进去，于是被细菌当作隐蔽作案的窝点。细菌破坏力很强，新大牙处境十分危险，必须尽快把这些大峡谷封闭起来。"

14

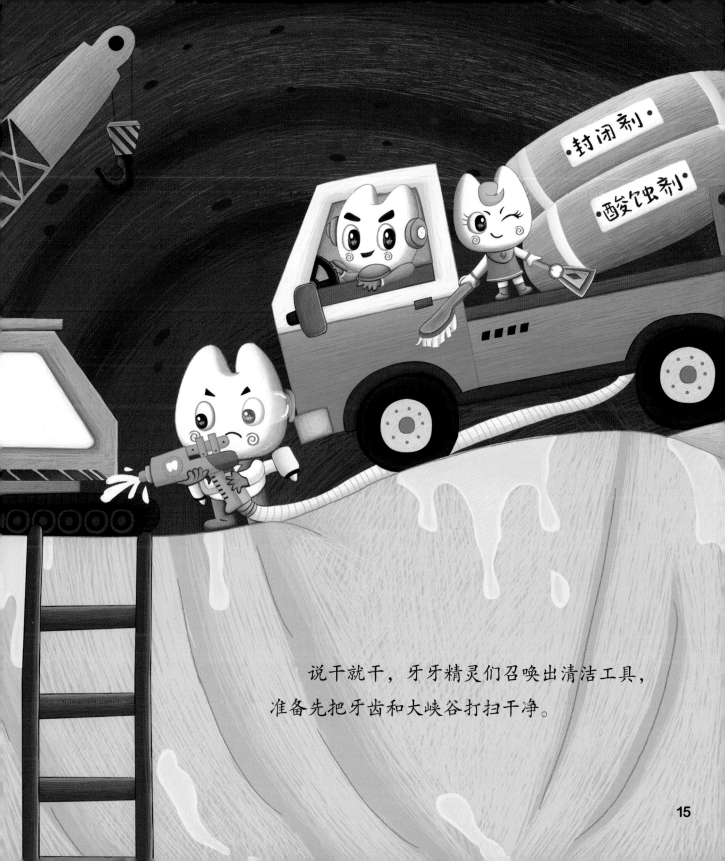

说干就干，牙牙精灵们召唤出清洁工具，
准备先把牙齿和大峡谷打扫干净。

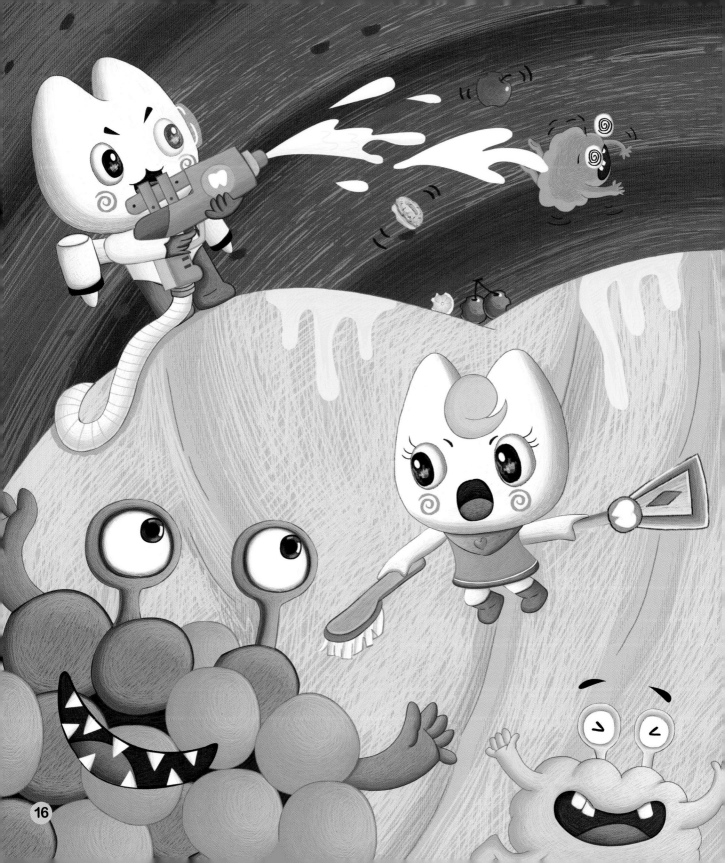

美牙牙用牙刷驱赶细菌，牙牙队长用高压水枪冲走细菌和食物残渣，壮牙牙开着清洁车把峡谷外面的蛋糕残渣和巧克力清理干净。可峡谷底部的细菌没办法赶走，怎么办呢？

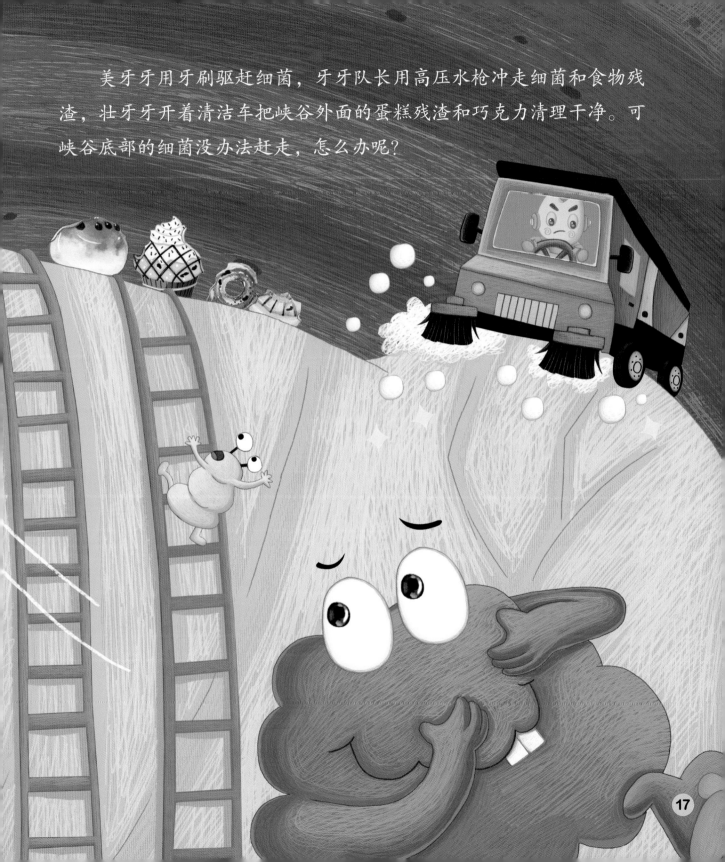

17

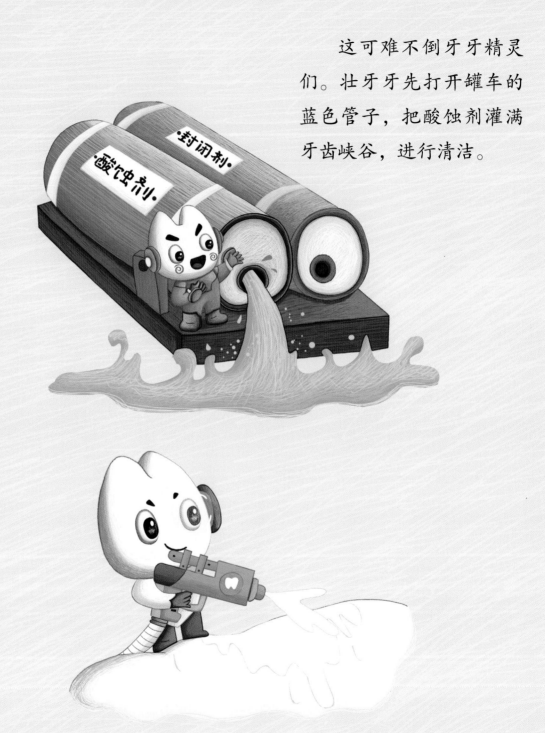

这可难不倒牙牙精灵们。壮牙牙先打开罐车的蓝色管子，把酸蚀剂灌满牙齿峡谷，进行清洁。

过了一会儿，牙牙队长用高压水枪冲掉酸蚀剂。

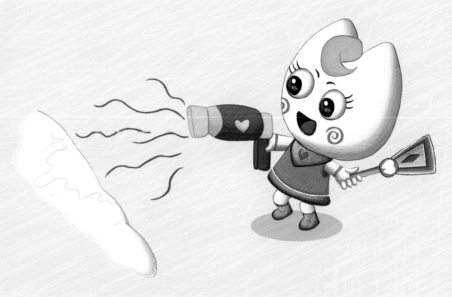

然后，美牙牙拿着牙气枪把牙齿表面吹干。

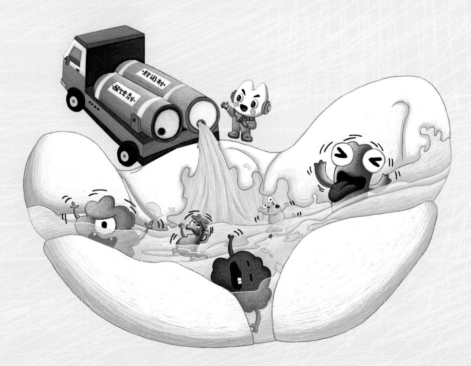

接着，壮牙牙打开罐车的粉色管子，用封闭剂淹没大峡谷。

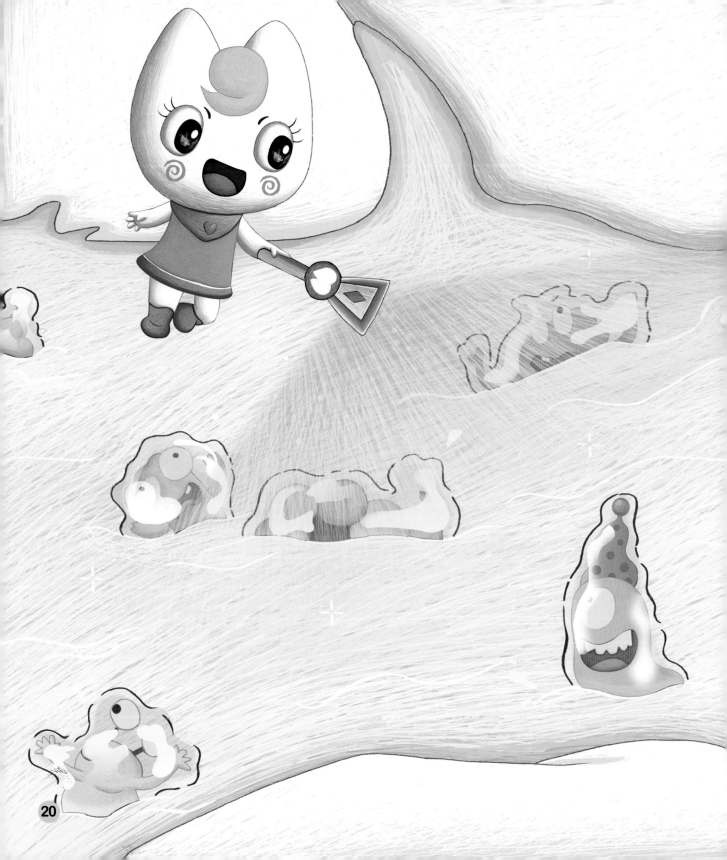

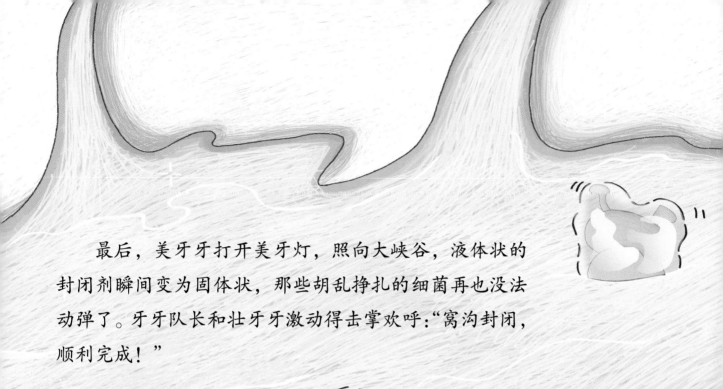

最后，美牙牙打开美牙灯，照向大峡谷，液体状的封闭剂瞬间变为固体状，那些胡乱挣扎的细菌再也没法动弹了。牙牙队长和壮牙牙激动得击掌欢呼："窝沟封闭，顺利完成！"

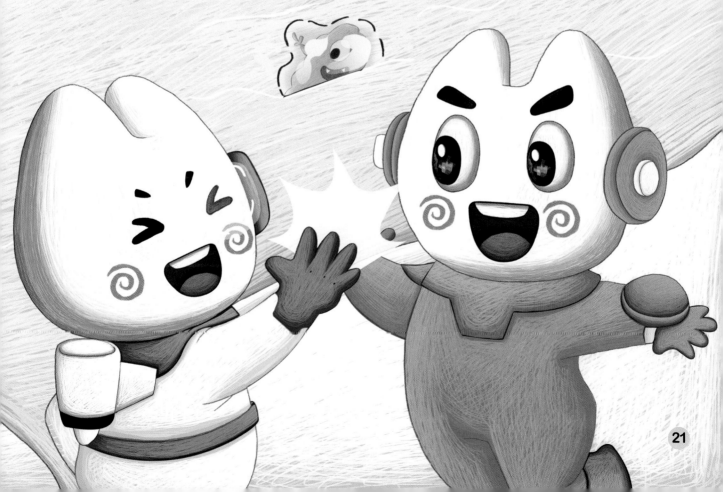

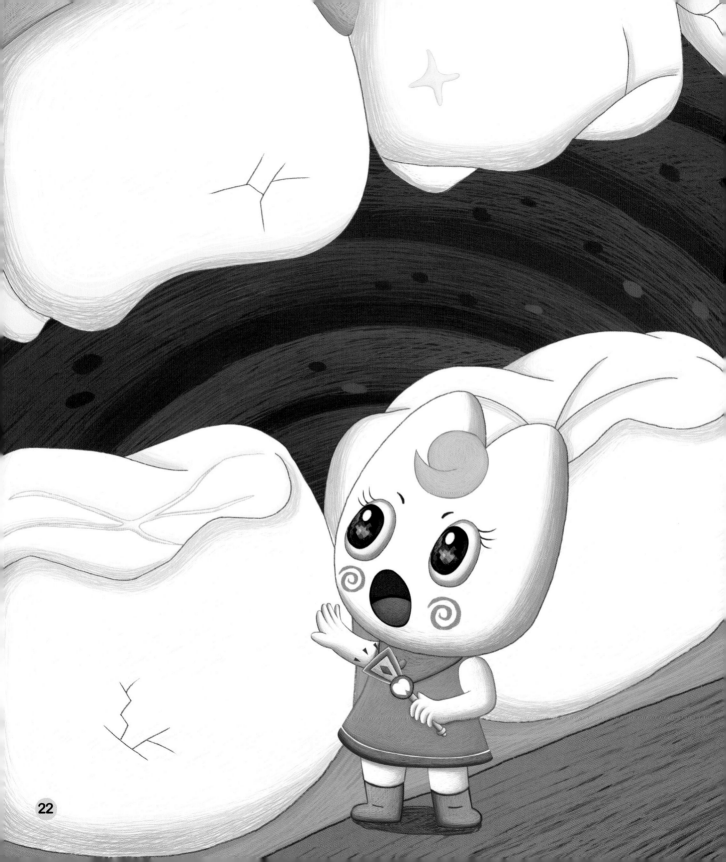

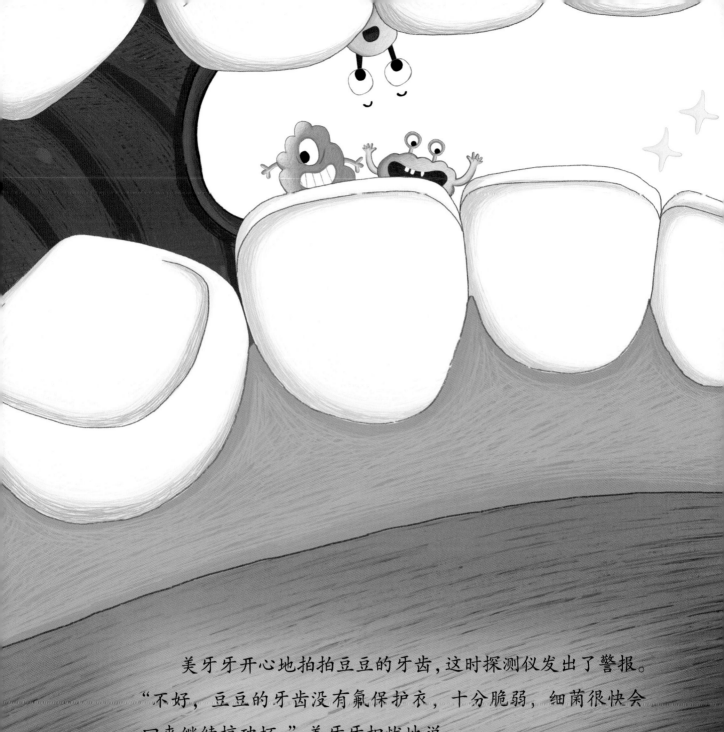

　　美牙牙开心地拍拍豆豆的牙齿，这时探测仪发出了警报。
"不好，豆豆的牙齿没有氟保护衣，十分脆弱，细菌很快会
回来继续搞破坏。"美牙牙担忧地说。

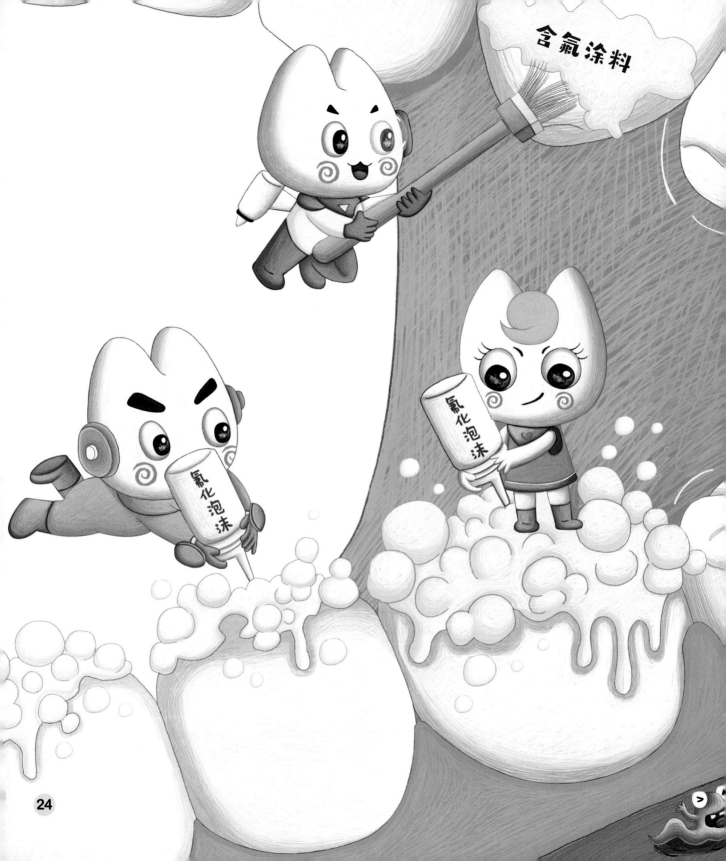

牙牙精灵们立马行动起来，有的用刷子给牙齿刷上含氟涂料，有的给牙齿喷上氟化泡沫。旁边几个通风报信的细菌闻到氟的味道，马上变得晕乎乎的，吓得连滚带爬逃走了。

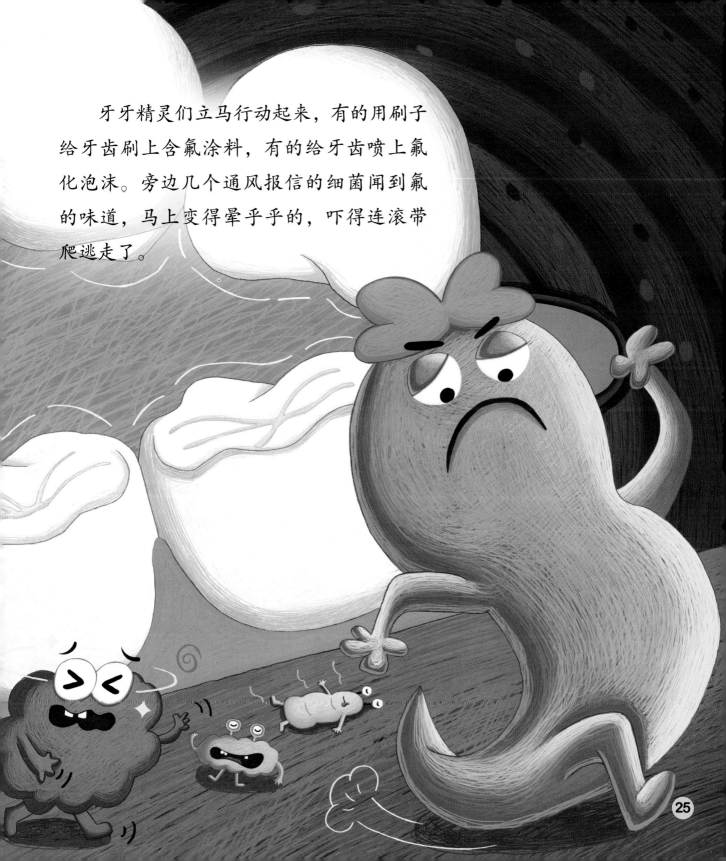

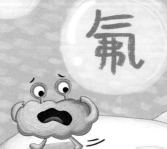

氟

氟

氟保护衣由氟化物组成。氟化物进入牙齿里，会让牙齿变得更坚固。细菌接触氟化物后则会变得虚弱，没法再捣乱了。

氟

氟

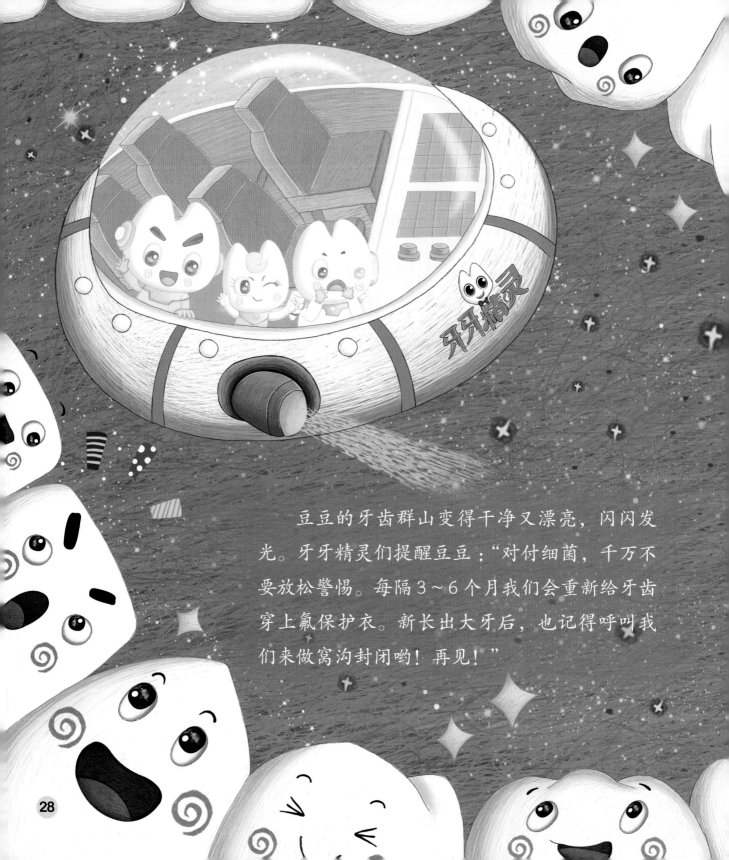

　　豆豆的牙齿群山变得干净又漂亮，闪闪发光。牙牙精灵们提醒豆豆："对付细菌，千万不要放松警惕。每隔3~6个月我们会重新给牙齿穿上氟保护衣。新长出大牙后，也记得呼叫我们来做窝沟封闭哟！再见！"

游戏时间

1. 小朋友，下面哪颗牙齿需要做窝沟封闭呢？请圈出来。

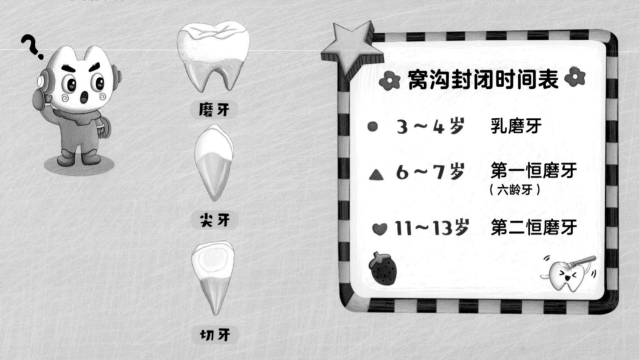

磨牙

尖牙

切牙

❀ 窝沟封闭时间表 ❀

● 3～4岁　乳磨牙

▲ 6～7岁　第一恒磨牙
（六龄牙）

♥ 11～13岁　第二恒磨牙

2. 每隔3～6个月，爸爸妈妈需要带小朋友去口腔医院给牙齿涂氟。
   小朋友，请你用淡黄色水彩笔，给下面的牙齿涂上氟保护衣吧！

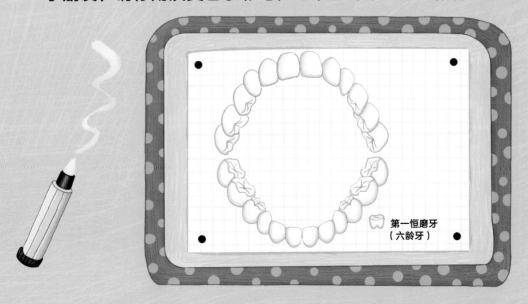

第一恒磨牙
（六龄牙）

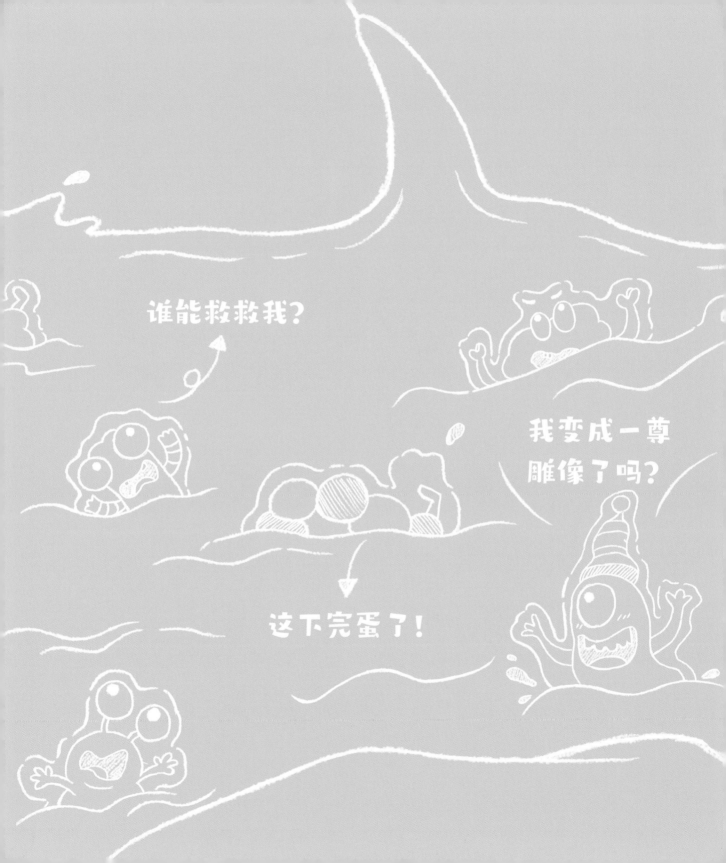